Pascal Zéphirin KABANGU TSHILA

ADMINISTRAÇÃO DE INFUSÃO DE OXITOCINA EM KISANGANI

Pascal Zéphirin KABANGU TSHILA

ADMINISTRAÇÃO DE INFUSÃO DE OXITOCINA EM KISANGANI

ScienciaScripts

Imprint

Cover image: www.ingimage.com

This book is a translation from the original published under ISBN 978-613-9-53189-9.

Publisher:
Sciencia Scripts
is a trademark of
Dodo Books Indian Ocean Ltd. and OmniScriptum S.R.L publishing group

120 High Road, East Finchley, London, N2 9ED, United Kingdom
Str. Armeneasca 28/1, office 1, Chisinau MD-2012, Republic of Moldova, Europe
Managing Directors: Ieva Konstantinova, Victoria Ursu
info@omniscriptum.com

Printed at: see last page
ISBN: 978-620-8-54656-4

DEDICAÇÃO

-À minha mãe Marie Jeanne MIKITSHI ETOBO por todo o sacrifício, afeto e amor que nos demonstrou desde o momento em que fomos concebidos até agora. Que a pobreza não seja um fim nem um desastre, pois a família de que és arquiteta fará brilhar o teu rosto para aqueles que nunca te conheceram;

-A todos os meus irmãos e irmãs;

-Para toda a família Jean Pierre ETOBO

-Para a minha mulher Sara Yvonne KABIKA

-Para os meus filhos: Maxime TsHILA KABANGU, Nolan ETOBO KABANGU, Rayan MAKETCHI KABANGU

-A todos os meus entes queridos;

Dedico esta obra, fruto de tantos sacrifícios.

Zéphyrin Pascal KABANGU TSHILA

AGRADECIMENTOS

- *A nossa mais profunda gratidão vai, em primeiro lugar, para o Deus Eterno de toda a graça, o único criador e criador de tudo o que somos.*

- *Gostaríamos também de exprimir a nossa gratidão ao Professor Emmanuel KOMANDA LIKWEKWE e à Doutora Jeannine NADI, respetivamente diretor e orientadora deste trabalho, por terem aceitado dirigir e supervisionar este trabalho apesar das suas múltiplas ocupações. As suas opiniões, considerações e observações edificaram-nos ao longo deste trabalho, e nunca esqueceremos as suas observações, que nos foram dirigidas com rigor mas com uma atitude amável para connosco.*

- *Gostaríamos também de agradecer ao nosso tio, Jean Pierre Etobo, pelo amor e disponibilidade que nos demonstrou ao apoiar os nossos estudos do princípio ao fim, e gostaríamos de lhe expressar a nossa profunda gratidão;*

- *Os nossos agradecimentos vão para todos os heróis dos bastidores que nos apoiaram moral e materialmente na realização deste trabalho: Kally KALONJI, Sheila SHILO, Justine TSHIDIBI, Gaston TSHIBAKA, Jean Pierre KIBAMBI, Willy NGOYI, Gilbert MALANGO*

- *Gostaríamos também de agradecer ao nosso tio Albert NSHISU e ao nosso irmão mais velho Léonard TSHIKUDI pelo seu sentido de ser e pela sua grande generosidade.*

- *Gostaríamos também de agradecer a todos os que, de perto e de longe, nos apoiaram moral e materialmente ao longo da nossa carreira académica. Os nossos pensamentos estão com as famílias de Alden KALEMBO, Adolphe NTAMBWE, Nico NYONGONI, Jean MULONGO e outros.*

- *A todos os colegas da turma deste ano, com quem partilhámos alguns dos momentos mais difíceis e, sem dúvida, alguns dos mais agradáveis da nossa vida universitária.*

- *Por último, a todos aqueles que, de uma forma ou de outra, contribuíram para o desenvolvimento deste trabalho e que não foram mencionados, o nosso muito obrigado.*

Zephyrin Pascal KABANGU TSHILA

0.INTRODUÇÃO

0.1. QUESTÕES

No parto normal, o feto vivo é expulso pelo canal natural do parto apenas pela força das contracções uterinas, ajudado nos últimos momentos pelo esforço abdominal. O parto natural não requer, portanto, qualquer intervenção, seja ela medicamentosa, manual ou instrumental. O papel do médico limitava-se à espera e ao controlo, ao passo que, hoje em dia, a sua intervenção é cada vez mais frequente antes, durante e após o parto [16].

Digamos que o parto ocorre naturalmente após cerca de 41 semanas de amenorreia. Ou seja, cerca de 9 meses e meio ou 283 dias (a partir da data da sua última menstruação). O termo normal do parto vai do início da 37ª semana até ao fim da 41ª semana. Abaixo disso, o termo é prematuro e, acima disso, atrasado. É legítimo perguntar se o trabalho de parto acelerado por uma infusão de ocitocina pode ser considerado eutópico [1]. Recorde-se que se diz que um parto é eutócico quando ocorre a termo numa gravidez que progrediu normalmente com o início do trabalho de parto numa gravidez que progrediu normalmente com o início do trabalho de parto espontâneo, e quando progride normalmente sem intervenção instrumental [23]. A MANGA acrescenta a estes critérios: a criança deve estar em apresentação cefálica de vértice e o parto deve ser vaginal e vivo [14]. Quando um parto preenche todos estes critérios, é designado por parto eutócópico. Caso contrário, é distócico [23]. A distócia caracteriza-se pelo oposto: irregularidade, excesso, dificuldade ou cessação dos fenómenos fisiológicos [16].

O parto eutócico, por outro lado, o parto médico (infusão de ocitocina...) é um método baseado em acções medicinais para corrigir anomalias e, portanto, certos padrões de distócias dinâmicas [16]: "atividade uterina ineficaz, hipocinesia, perturbações localizadas da atividade uterina: insuficiências localizadas da contração uterina, contracções corporais localizadas ou síndrome de DEMELIN,...". [12]. Os ocitócicos, no seu sentido etimológico, tornam o parto mais rápido. No entanto, este termo refere-se a medicamentos que reforçam a contração uterina. Por conseguinte, o Syntocinon é utilizado durante o trabalho de parto exclusivamente por via intravenosa em soluções isotónicas de soro de glicose a 5%. Podem ser utilizadas várias preparações: 5 a 10 unidades em 500 ml se o syntocinon for utilizado com uma bomba volumétrica (que deve ser preferida ao conta-gotas durante o nascimento vivo). Embora a importância do início e das doses de syntocinon no tratamento da distocia dinâmica tenha sido objeto de controvérsia, foram propostos vários protocolos para a sua utilização [21].

Existem várias razões pelas quais os obstetras induzem atualmente o parto em determinadas mulheres grávidas, tendo sido desenvolvidas várias técnicas para induzir o parto, incluindo a infusão de oxitocina [27].

Em todo o mundo, há duas situações em que o parto é induzido: ou a pedido da futura mãe e/ou do médico, ou numa emergência médica [22].

O estudo retrospetivo realizado por WEIN em 1989 confirma os dados segundo os quais foram realizadas 1220 induções artificiais do trabalho de parto por miotomia e infusão contínua de ocitocina [21]. Em França, o estudo realizado por Julia BLANCHOT na Universidade Paris Descartes em 2011 sobre a indução artificial do trabalho de parto a termo em Port-Royal mostrou que 39,9% da indução do trabalho de parto foi conseguida com infusão de ocitocina, tendo sido selecionadas várias indicações [10].

Os dados sobre a utilização de ocitócicos em África são muito limitados. No entanto, em 1998 foram observadas grandes variações na frequência da utilização de ocitocina durante os períodos de apagamento, dilatação e expulsão em vários países africanos: no Senegal, com uma frequência de 2,5% em Kaolack e 32,9% em St Louis, no Burkina Faso (Ouagadougou) com 10.5% na

Mauritânia (Nouakchott) com 13,0% no Níger (Niamey) com 5,7% no Mali (Bamako) com 26,1% na Costa do Marfim (Abidjan) com 13,4% e em 2000 em Napal (Katmandu) com 31,1% (18,30), em 2010 no Hôpital de la Mère et de l'Enfant Lagune (HOMEL) em Cotonou (BENIN) com 8,4% [19].

Os países em desenvolvimento, tal como outras regiões do mundo, enfrentam o desafio de utilizar da melhor forma os recursos limitados para melhorar a saúde das mulheres e das crianças. As intervenções obstétricas devem ser baseadas em evidências, e as intervenções que são eficazes apenas para grupos de alto risco não devem ser usadas rotineiramente [30]. No entanto, a administração excessiva de ocitocina pode causar hiperestimulação, hipertonia uterina [18], hipercinesia uterina, lacrimejamento perineal, anomalias da frequência cardíaca fetal e insuficiência de líquido amniótico meconial [10].

Na República Democrática do Congo, um estudo efectuado em Kinshasa em 2004 por KANGUDIA et . "Sur l'induction du travail d'accouchement en milieux sous équipés" mostrou que a indução do parto por infusão de ocitocina é praticada tanto em primíparas como em multíparas, e que as razões para estas indicações de parto eram variadas. Em Kisangani, os dados sobre o parto por infusão de ocitocina são muito escassos ou mesmo quase inexistentes e, se existem, são muito antigos. Num estudo sobre grávidas com gravidezes prolongadas no CUKIS, constatou que 62,5% das grávidas beneficiaram de uma infusão de ocitocina associada ou não à amniotomia para induzir o parto (11;5). É, portanto, devido à falta de dados claros e fiáveis sobre a frequência e as principais indicações para a utilização da infusão de ocitocina no parto no nosso meio, que assumimos a tarefa de escrever este relatório. A principal vantagem da infusão de ocitocina não é apenas a sua via de administração [11]. Também é legítimo utilizá-la porque é o método mais barato e melhor controlado, com menos efeitos secundários [9].

Os objectivos da indução variam de acordo com a indicação: nas indicações médicas, o objetivo é reduzir a morbilidade e a mortalidade fetomaterna [25].

O problema do parto por infusão de ocitocina é que, obviamente, todos os acidentes são possíveis e são por vezes atribuídos à indução, ou seja, ao obstetra, e não ao parto em si. No entanto, estes acidentes parecem ocorrer mais frequentemente [14]. No final desta reflexão, colocamos a nós próprios as seguintes questões: quais são as principais indicações para a indução do parto por infusão de ocitocina no nosso meio, ou seja, em Kisangani, com que frequência o parto é induzido artificialmente por este método e quais são as complicações que daí advêm? Esta investigação tentará responder a estas questões.

0.2. OBJECTIVO E FINALIDADE DO TRABALHO

Ao longo do nosso estudo, procuraremos identificar o problema da infusão de ocitocina em Kisangani com o objetivo de melhorar a gestão das mulheres grávidas.

0.2.1. OBJECTIVOS ESPECÍFICOS

- Determinação da frequência de partos por infusão de ocitocina em Kisangani;
- Identificar as principais indicações;
- Determinar as complicações daí decorrentes.

0.3. INTERESSE DO TRABALHO

A importância deste trabalho é tal que nos permite identificar as indicações mais frequentes que requerem a infusão de ocitocina no parto no nosso meio e recordar aos profissionais as vantagens e desvantagens desta prática.

0.4. SUBDIVISÕES DE TRABALHO

O presente trabalho está dividido em quatro capítulos, dos quais, para além da introdução :

- O primeiro trata de informações gerais sobre a administração de infusão de ocitocina;

- A segunda apresenta os materiais e métodos;
- A terceira secção apresenta os resultados, os comentários e a discussão.

Por fim, concluímos com algumas sugestões.

CAPÍTULO I

INFORMAÇÕES GERAIS

I. DEFINIÇÃO DE CONCEITOS

1.1. ENTREGA

O parto é o conjunto de fenómenos mecânicos e fisiológicos que resultam na saída do feto e dos seus anexos do trato genital materno, a partir das 22 semanas. Para que o parto ocorra, o móvel fetal deve progredir através do trato pélvico-genital sob a influência das contracções uterinas. [12].

1.2. OS OCITOCINOS

As oxitocinas são substâncias que, tal como a oxitocina, provocam a contração do músculo uterino depois de este ter sido impregnado com estrogénios durante a gravidez. [15]. A ocitocina, também conhecida por oxitocina, é um polipéptido constituído por nove aminoácidos. É sintetizada nos núcleos supra-ótico e paraventricular do hipotálamo, transportada e armazenada em grânulos secretores. Esta hormona estimula as contracções uterinas nas mulheres grávidas e acelera o trabalho de parto durante o nascimento. [27].

II. CONSIDERAÇÕES GERAIS

2.1. Avaliação das contracções uterinas

Durante o trabalho de parto, as UCs podem ser medidas e qualificadas. Podemos então descrever com precisão a sua frequência, intensidade total (pressão máxima registada), intensidade verdadeira (intensidade total menos tom de base), duração e tom de base (pressão mais baixa entre os EC). A sua frequência aumenta de 1 a cada 15-20 minutos para 3-4 a cada 10 minutos antes da expulsão. A sua intensidade, duração e frequência também aumentam entre o início e o fim do trabalho de parto. Lindgren provou que a dilatação cervical só começava se a intensidade das contracções fosse suficientemente elevada para assegurar uma boa dinâmica uterina.

Durante o trabalho de parto, a CE é intermitente, total e envolve todo o músculo uterino. Entre o início e o fim do trabalho de parto, a CE varia consideravelmente. A tocografia é utilizada para a sua avaliação.

Podem ser utilizados dois métodos para medir as contracções:

- A primeira é a tocografia externa, a mais utilizada em França. É constituída por uma cápsula que contém uma mola, colocada ao nível do fundo uterino, que permite determinar a intensidade e o tom de base.
- O segundo método é a tocografia interna. Trata-se de um método semi-invasivo que requer a rotura prévia das membranas e uma dilatação de 2 cm. É utilizado como método de segunda linha, devido ao risco de infeção, para medir a verdadeira intensidade das contracções e o seu tónus de base, e assim fazer um melhor diagnóstico das anomalias dinâmicas.

A unidade de medida da UC é a unidade de Montevideo (UM), expressa em kPa/15min. A curva de pressão que qualifica a contração é assimétrica, com fase de relaxamento descendente. Entre duas contracções, é essencial que o útero relaxe completamente, de modo a recuperar o seu tónus de repouso.

O toque vaginal não pode ser usado para medir ou qualificar a CE, mas pode ser usado para avaliar a sua eficácia. A avaliação da CE e do toque vaginal permite-nos diagnosticar anomalias. [10,11].

2.2. ANOMALIAS NO TRABALHO QUE REQUEREM A UTILIZAÇÃO DE OCITOCINA

Qualquer anomalia que ocorra durante o trabalho de parto deve ser objeto de uma investigação etiológica precisa, como a distócia mecânica, a distócia dinâmica e a dilatação cervical anormal. Começaremos por falar das distócias dinâmicas em geral, depois analisaremos mais pormenorizadamente as distócias de indução e as distócias durante o parto. Por fim, discutiremos os distúrbios da dinâmica uterina. [17].

2.2.1. Distocias dinâmicas

2.2.1.1. Definições

A distócia dinâmica é qualquer anomalia contrátil. Refere-se a "todos os fenómenos que perturbam o funcionamento do músculo uterino durante as contracções do parto, que podem resultar numa dilatação cervical ineficaz" (Magnin). Corresponde a uma anomalia na contração uterina e resulta em dilatação. < 1cm/h, quando a taxa normal de dilatação é de 1cm/h ou mais. Na presença de dilataçªo cervical anormal, a primeira coisa a excluir Ø a distócia mecânica. Esta é indicada por uma apresentação fetopélvica (FPD), uma pélvis encolhida e/ou macrossomia e uma apresentação anormal ou malflexionada. Em seguida, procuramos a distócia dinâmica. [3, 10]

2.2.1.2. Circunstâncias da descoberta

A distocia dinâmica é diagnosticada através da análise do partograma. Este revela um defeito, uma dilatação lenta ou estagnada, um partograma anormal, um defeito na progressão da apresentação e uma CE anormal. As anomalias do CU também podem ser detectadas por controlo ou palpação. Uma vez detectada uma anomalia, é essencial analisá-la para a qualificar. Esta análise é efectuada através de vários métodos. [17].

2.2.1.3. Métodos de análise

As UC correspondem às sensações dolorosas subjectivas sentidas pela parturiente, à periodicidade e à duração cada vez mais curta. A clínica objetiva utiliza a mão do operador para palpar estes mesmos parâmetros. O registo tocográfico externo avalia a frequência das contracções e a tocografia interna fornece informações sobre a intensidade real das contracções, a sua duração e o seu tom de base. Os métodos de análise permitirão classificar as distócias dinâmicas em dois grupos: as distócias de indução e as distócias durante o trabalho de parto, que discutiremos de seguida. [20].

2.2.2. Distocias de arranque

Este nome foi dado por Lacomme a situações em que há ausência de dilatação cervical em mulheres, frequentemente primíparas, com contracções dolorosas e mal toleradas que não cedem espontaneamente. A distócia de arranque está frequentemente ligada à ansiedade e à agitação provocadas pela CE. As contracções são irregulares, exercem uma pressão fraca sobre o colo do útero e têm um intervalo de 5 minutos ou mais. A duração da fase de latência varia em função das condições de admissão. Se a fase de latência for superior a 20 horas para uma nulípara e a 14 horas para uma mãe multípara, Friedman designa esta situação por distócia de indução. De acordo com a OMS (Organização Mundial de Saúde), a fase de latência deve ser superior a 8 horas para que se possa falar de distócia incipiente. Quanto mais maduro estiver o colo do útero no início do trabalho de parto, mais curta será a duração da fase de latência. A altura da apresentação no início do trabalho de parto parece ser um fator preditivo de distócia. Se a apresentação for alta numa mulher nulípara, a taxa de cesarianas parece aumentar, ao contrário do que acontece numa mulher multípara. A distócia de arranque é mais frequentemente diagnosticada com base no partograma, que mostra a ausência ou a lentidão da dilatação cervical. Também são diagnosticadas por tocografia, que mostra hipocinesia da frequência ou irregularidade da CE. O tratamento destas distócias difere consoante o colo do útero seja rígido, com dilatação de até 2 cm, ou virtualmente apagado, flexível, com dilatação de até 2 cm. Quando o colo do útero está rígido e dilatado mais de 2 cm, recomenda-se um tratamento calmante. Não é necessária uma perfusão de Syntocinon. Se o colo do útero estiver praticamente apagado, flexível e dilatado até 2 cm, é necessária uma infusão de Syntocinon, após analgesia epidural, para regular a CE e torná-la mais eficaz no colo do útero. Quando as contracções ocorrem a cada 2 a 3 minutos, as membranas podem ser rompidas artificialmente se tal não tiver acontecido espontaneamente. As distócias de arranque não são as únicas distócias dinâmicas; existem também distócias durante o trabalho de parto.

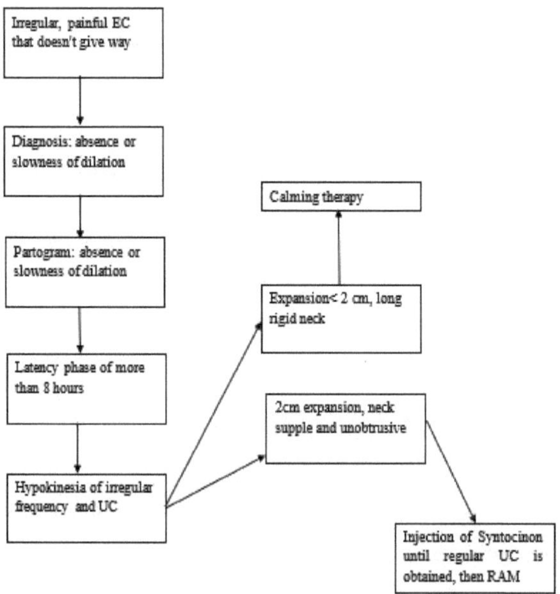

2.2.3. Distocias durante o parto

Trata-se de uma estagnação da dilatação numa altura em que a paciente está claramente em trabalho de parto, quando entrou na fase ativa. É diagnosticada pelo partograma, que mostra uma curva de dilatação horizontal. Durante a primeira fase do trabalho de parto, podem ser observadas hipocinesias. A distócia também pode ser diagnosticada na segunda fase do trabalho de parto.

2.2.3.1. Hipocinesia

A hipocinesia Ø responsÆvel por 30% das anomalias de dilataçªo. Esta anomalia resulta em CU regulares mas insuficientemente frequentes, com duas contracções com mais de 3 minutos de intervalo, com duração de< a 70 segundos e de intensidade< 30 mmHg. Isto resulta numa dilataçªo cervical de 1 cm/h. Pode ser de origem primária (grande multiparidade, malformação uterina, fibroide uterino) ou secundária (apresentação distócica, DFP, obstáculo da prævia, sobredistensão uterina, apresentação mal fletida, analgesia epidural (EPA) demasiado cedo, uso excessivo de sedativos ou analgesia).A hipocinesia conduz a um trabalho de parto longo e cansativo e, frequentemente, a extracções instrumentais, bem como a infecções materno-fetais, a manchas do líquido amniótico (FA), a anomalias da frequência cardíaca fetal (FCF) associadas ao sofrimento fetal e à hipoxia fetal.

A gestão ativa do trabalho de parto está então indicada na ausência de critérios obstétricos de mau prognóstico, tais como macrossomia, pelve patológica, sinais de distócia mecânica (grande nódulo serossanguíneo, aparecimento de sobreposição de suturas) e apresentação muito alta.

O trabalho de parto é induzido pela rotura artificial das membranas (RMA), seguida de uma infusão de ocitocina se não houver resposta 30 a 60 minutos após a RMA. A ocitocina é utilizada para induzir contracções uterinas a cada 2 a 3 minutos. Se a apresentação fetal for muito alta, recomenda-se uma infusão de Syntocinon antes de efetuar a AMR, devido ao risco de procidência do cordão umbilical. A amniotomia pode ser efectuada com precaução uma hora mais tarde, mesmo que a apresentação se mantenha idêntica. Quando a CE parece suficiente mas a dilatação não progride, recomenda-se a instalação de uma tocografia interna para verificar a intensidade das contracções.

A gestão do trabalho de parto (amniotomia e utilização de ocitócicos) pode reduzir o tempo de trabalho de parto em caso de dilatação anormal, assegurando uma dinâmica uterina correta e o recomeço da dilatação. Este facto foi confirmado por numerosos estudos. Em todo o caso, se a dilatação continuar a não ultrapassar 1 cm/hora, apesar de uma dinâmica correta, o problema do DPF ou da apresentação malfeita deve ser levantado de novo e deve ser chamado um obstetra. Se a dilatação se mantiver inalterada durante 2 horas, mesmo que a FFR esteja correta, recomenda-se a realização de uma cesariana.

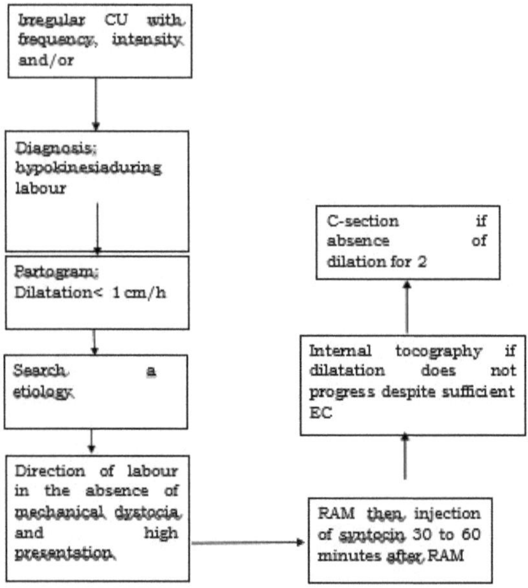

2.3.3.2 Distocia na segunda fase do trabalho de parto

O progresso do trabalho de parto durante esta fase é medido em termos de descida e rotação da apresentação. A rotação da cabeça do feto é necessária para que a apresentação desça para a pélvis. A distócia na segunda fase do trabalho de parto ocorre quando o envolvimento e a descida da apresentação são demasiado lentos. A apresentação fetal deve engatar, descer e desengatar dentro de duas horas após a dilatação total. Este tipo de distócia também ocorre quando a apresentação não progride até 45 minutos após a dilatação total. As etiologias são a macrossomia, a PFD e as apresentações distócicas (apresentação posterior, apresentação pélvica, apresentação transversal, apresentação deflectida). A ocitocina pode transformar uma pinça de rotação difícil numa extração fácil, ou mesmo num parto espontâneo, uma vez que o aumento da intensidade das contracções promove a rotação. Se a apresentação não progredir durante 30 minutos, recomenda-se uma infusão de oxitocina. Se a apresentação persistir para além de 60 minutos após a infusão da dose máxima de ocitocina, é recomendada uma cesariana. O trabalho de parto dirigido reduziria ligeiramente a taxa de cesariana , mas nem todos os autores são inequívocos. Durante a distócia dinâmica, é importante monitorizar a evolução da dilatação ou da apresentação fetal, bem como a tocografia, uma vez que podem surgir perturbações no ritmo da CE. [17, 12, 9, 16].

2.3.3.3 Perturbações da contratilidade uterina

Normalmente, a contratilidade uterina é regular desde o início do trabalho de parto. No entanto, existem anomalias de ritmo, podendo por vezes observar-se contracções bi ou trigeminais, ou seja, duas ou três contracções sucessivas que não são separadas por um retorno ao tónus básico entre cada contração. Esta situação é perigosa quando se utiliza a ocitocina, pois existe o risco de hipertonia. O traçado pode tornar-se anárquico, sem ritmo preciso. As contracções sucedem-se e a dilatação é lenta ou interrompida.

Tradicionalmente, os ocitócicos têm sido utilizados para tratar as perturbações da contratilidade uterina. No entanto, parece que este não é o tratamento adequado, uma vez que algumas destas irregularidades se aproximam da hipertonia. Por conseguinte, seria mais aconselhável utilizar miméticos, que são relaxantes uterinos. As contracções uterinas insuficientes no início ou durante o trabalho de parto, a distócia dinâmica ou mecânica, devem ser identificadas e corrigidas. Quer seja dinâmica ou mecânica, é a principal causa de cesarianas em mulheres primíparas. A correção precoce das deficiências da contratilidade uterina é o principal meio de reduzir a duração do trabalho de parto através da infusão intravenosa contínua de oxitocina. O Syntocinon é um tratamento de primeira linha para reforçar a frequência e a intensidade das contracções uterinas durante o início ou a ativação do trabalho de parto, de modo a reduzir a sua duração.

2.3. Apresentação dos ocitócicos

Os ocitócicos são constituídos pela ocitocina (denominação comum internacional). A oxitocina é sintetizada desde 1953, sendo o seu nome comercial Syntocinon. Trata-se de uma hormona natural: a oxitocina, idêntica à produzida pelo hipotálamo do nosso organismo. Os ocitócicos são potentes uterotónicos que aumentam a força contrátil do útero e regulam a CE. O Syntocinon é comercializado desde 13 de agosto de 1970 (data da autorização de comercialização). Os estudos mostram que a direção precoce e sistemática é mais prejudicial para o trabalho de parto do que a direção não sistemática, uma vez que não oferece vantagens em termos de duração do trabalho de parto, de estado fetal e materno, ou do número de partos vaginais, embora tenha sido demonstrada em vários estudos uma ligeira redução da taxa de cesarianas. Estes estudos não são todos inequívocos. A prescrição de Syntocinon não deve, portanto, ser sistemática, mas deve seguir uma indicação médica no contexto de um trabalho dirigido. [6, 17, 16].

2.3.1. Indicações para a utilização da ocitocina

A direção do trabalho de parto durante o parto é indicada na presença de distócia dinâmica no início ou durante o trabalho de parto. A ocitocina é igualmente indicada em caso de má flexão da apresentação fetal e de distócia da segunda fase do trabalho de parto. O trabalho de parto dirigido permite assim reduzir o diâmetro do envolvimento fetal. O trabalho de parto induzido artificialmente num colo do útero maduro também pode ser dirigido. A epidural não é uma indicação para uma perfusão de Syntocinon. As indicações para o trabalho de parto, bem como as contra-indicações, que discutiremos a seguir, devem ser respeitadas.

2.3.2. Contra-indicações para o trabalho supervisionado

Estas contra-indicações estão relacionadas com a injeção de oxitocina. Existem contra-indicações absolutas e relativas. As contra-indicações absolutas incluem

DPP, obstruções prévias e apresentação distócica (frontal ou transversal), sofrimento fetal anterior ou sofrimento no início do trabalho de parto, hipertonia uterina quando o parto não está iminente e hipersensibilidade ao fármaco. As contra-indicações relativas incluem úteros com cicatrizes, multiparidade elevada, apresentação pélvica, gravidezes múltiplas, hidrâmnios, perturbações cardiovasculares, hipertensão arterial (HA) grave, predisposição para embolias amnióticas (morte fetal intra-uterina e hematoma retroplacentário). No entanto, é muitas vezes possível efetuar um trabalho de parto dirigido apesar da presença de contra-indicações relativas, com a ajuda de uma vigilância reforçada e mais atenta. Se a ocitocina for injectada incorretamente ou na presença de contra-indicações, podem ocorrer efeitos adversos. [17].

2.3.3. Efeitos indesejáveis

A injeção de oxitocina pode ter um impacto no útero, no estado geral da parturiente e no feto.

2.3.3.1. Efeitos gerais

Quando a dose de oxitocina injectada é muito elevada, surge uma hipotensão arterial e uma taquicardia seguida de hipertensão arterial (HA), bradicardia e aumento da pressão venosa central. No caso de uma dose maciça de Syntocinon (superior a 120 mU/min, quando não se deve exceder 50 a 80 mU/min), surge um efeito antidiurético, que se manifesta por uma intoxicação hídrica transitória. Esta situação é rara, mas grave, e está associada a uma ingestão maciça de ocitocina e de solução de diluição ocitócica. Esta intoxicação provoca náuseas, vómitos e cefaleias, seguidas de um coma com convulsões e hiponatremia. Excecionalmente, pode ocorrer uma erupção cutânea, uma reação anafilactóide ou um choque anafilático.

2.3.3.2. Efeitos uterinos

O Syntocinon pode causar hiperestimulação uterina. Esta assume a forma de hipercinesia e/ou frequência. Uma dose elevada conduz a um aumento do tónus de repouso da UC. Esta situação é conhecida como hipercinesia uterina ou hipertonia. A rutura uterina também pode ocorrer, embora seja excecional, mas o risco é maior no caso de um útero cicatrizado. A administração de ocitocina deve ser monitorizada por tocografia interna na presença de um útero cicatrizado, especialmente porque a mesma dose tem efeitos variáveis de uma pessoa para outra.

2.3.3.3. Efeitos fetais

O sofrimento fetal agudo pode ser o resultado de hipertonia ou hipercinesia uterina. A amniotomia precoce e sistemática e/ou a administração de altas doses de ocitocina estão associadas a distúrbios na FCR. Por conseguinte, estas práticas requerem muita precaução e monitorização. A sintocinina também parece ser indiretamente responsável pela hiperbilirrubinemia neonatal. Pensa-se que a ocitocina enfraquece os glóbulos vermelhos do feto sob o efeito da hipo-osmolaridade induzida pela Syntocinon. No entanto, esta anomalia surge na presença de um trabalho de parto prolongado, de uma protuberância serosanguinolenta ou de um cefalohematoma. O Syntocinon não é, portanto, a única causa de hiperbilirrubinémia. Esta fisiopatologia não é inequívoca para todos. [17, 27].

2.4. Administração de Syntocinon

A administração de Syntocinon inclui a sua apresentação, via de administração, dosagem, interações medicamentosas e prescrição.

2.4.1. Preparação da perfusão de Syntocinon

O Syntocinon é uma solução comercial sob a forma de uma ampola de 1 ml que contém 5 unidades internacionais (UI) de oxitocina e excipientes (acetato de sódio, clorobutanol, álcool etílico, ácido acético e água para injectáveis). Deve ser conservada no frigorífico a uma temperatura entre +2°C e +8°C. A ampola é diluída em soro fisiológico isotónico ou em glucose a 5%. Uma ampola de 5 UI é normalmente diluída em 500 ml. Também pode ser diluída em 49 ml de glucose isotónica a 5% se for administrada com uma seringa eléctrica de 50 ml. A administração de ocitocina exige uma monitorização uterina e fetal desde o início da perfusão até ao parto, a fim de detetar precocemente o sofrimento fetal ou uma anomalia uterina. A perfusão de Syntocinon deve ser colocada como bypass de uma perfusão de manutenção (contendo soro fisiológico), uma vez que não deve ser adicionada qualquer outra substância ao Syntocinon. Quando combinado com outros fármacos, a taxa de perfusão de oxitocina pode ser aumentada. No entanto, a oxitocina deve ser administrada a um ritmo controlado e aumentada com precaução até se conseguir uma boa dinâmica uterina.

2.4.2. Interações medicamentosas

Durante ou após a PDA, a ocitocina pode potenciar o efeito vasoconstritor dos simpaticomiméticos. Certos anestésicos voláteis, como o ciclopropano ou o halotano, podem agravar o efeito hipotensor da ocitocina e reduzir a sua ação uterotónica. Em caso de administração concomitante, podem ocorrer perturbações do ritmo fetal e materno. As prostaglandinas podem igualmente potenciar o efeito da ocitocina. A fim de evitar o aparecimento de interações medicamentosas ou de efeitos indesejáveis e, por conseguinte, garantir a segurança do trabalho, nem todos os profissionais de saúde estão autorizados a prescrever Syntocinon. [27].

2.5. SITUAÇÃO PARTICULAR

Macrossomia, PFD, útero cicatricial, febre no início do trabalho de parto, LA tingido, hipertensão, apresentação pélvica e parto de gémeos são situações que podem requerer a infusão de ocitocina durante o trabalho de parto, apesar da contraindicação relativa, uma vez que favorecem anomalias.

2.5.1. Parto de um feto macrossómico ou ensaio de parto por desproporção fetopélvica

Esta situação conduz a anomalias de dilatação. Apenas a hiporcinesia justifica o tratamento com uma infusão de oxitocina. Esta infusão deve ser iniciada com muito cuidado, pois estudos demonstraram que a taxa de distócia de ombros duplica nos fetos com peso superior a 4500g, em que a dilatação parou ou é anormalmente lenta durante o trabalho de parto. Por conseguinte, é necessário ter o cuidado de não forçar a apresentação cefálica.

2.5.2. Útero com cicatrizes

Nesta situação, a hipocinesia é a causa mais frequente de dilatação anómala. A dinâmica uterina é monitorizada por tocografia externa enquanto as membranas se mantiverem. Quando é diagnosticada uma anomalia de dilatação, recomenda-se a realização de uma tocografia interna para qualificar e tratar a hipocinesia (de frequência e/ou de intensidade). O tratamento indicado é a infusão de Syntocinon, após a AMR, apenas se houver vigilância máxima e sem nunca ultrapassar um caudal de 20 Mui/h. Qualquer intervenção (AMR e/ou infusão de Syntocinon) deve resultar na retoma da dilatação na hora seguinte, uma vez que a estagnação da dilatação não é aceite para além de 2 horas. Em caso de alteração súbita da atividade uterina (hiper ou hipercinesia), a rutura uterina deve ser considerada imediatamente, uma vez que a hipercinesia num útero cicatrizado é o primeiro sinal de deiscência cicatricial. Em caso de hipercinesia, o melhor a fazer é informar o médico e preparar a mulher para uma cesariana de urgência.

2.5.3. Febre no início do trabalho de parto

A desregulação do centro termorregulador segue-se a uma infeção materna ovárica, extra-ovárica ou generalizada. 20% das mulheres febris dão à luz fetos infectados. Existem riscos para o feto (infecções neonatais, sofrimento fetal, prematuridade, aumento da mortalidade perinatal, dificuldade respiratória e hemorragia intra-ventricular), para a mãe (endometrite, bacteriemia, septicemia, choque tóxico e infecioso e coagulopatia) e para o trabalho de parto (aumento da duração do trabalho de parto, sofrimento fetal, aumento da taxa de cesariana e de extração instrumental). Um dos tratamentos para a febre no início do trabalho de parto é a dilatação, que corrige a distócia dinâmica e reduz a duração do trabalho de parto, diminuindo assim os riscos para a mãe e o feto e reduzindo as anomalias do trabalho de parto.

2.5.4. Líquido amniótico colorido

Isto leva à inalação e infeção do feto, bem como a ritmos cardíacos fetais anormais. A orientação do trabalho de parto ajuda, portanto, a limitar essas patologias. Quando o AE é tingido mas transparente, a evolução do trabalho de parto deve ser monitorizada, especialmente a FCF, e o trabalho de parto deve ser orientado se for diagnosticada uma anomalia na evolução do trabalho de parto. Quando o AE é meconial, o ECR é frequentemente normal ou apenas ligeiramente patológico. Em condições locais favoráveis, o trabalho de parto deve ser orientado. Na presença de AE patológico, o parto deve ser rápido para reduzir o risco de inalação de mecónio e de infeção fetal. Este tratamento exige uma vigilância máxima através da monitorização, da saturometria e do pH no couro cabeludo.

2.5.5. Hipertensão arterial conhecida e suspeita

A presença de hipertensão no início do trabalho de parto deve ser gerida com precaução. O trabalho de parto e o parto requerem um mínimo de força. A duração dos esforços expulsivos deve, por conseguinte, ser limitada. O risco de hipertonia, de taquissistolia ou de hipersistolia do feto obriga a um controlo mais rigoroso da dinâmica do trabalho de parto.

2.5.6. Apresentação da sede

O diagnóstico da apresentação pélvica é geralmente feito durante a gravidez, mais raramente durante o trabalho de parto. riscos incorridos durante o parto asfixia, traumatismo, procidência do cordão, dificuldades de extração devido à retenção da última cabeça ou à extensão dos braços. O VBAC deve realizar-se em condições de segurança: o obstetra deve estar no local e deve ser possível efetuar uma cesariana o mais rapidamente possível. A fase de dilatação deve ser regular e a fração cesariana deve ser monitorada a todo momento. As membranas devem ser mantidas intactas durante o maior tempo possível. Se estiver presente hipocinesia, e apenas se não houver sofrimento, pode ser prescrita uma infusão de ocitocina. A estagnação da dilatação não deve exceder 2 a 3 horas e a duração total do trabalho de parto não deve exceder 10 horas. A FCF deve manter-se correta durante todo o trabalho de parto. No momento da expulsão, recomenda-se uma infusão de ocitocina para garantir que o parto seja o mais rápido possível.

2.5.7. parto vaginal em gestações gemelares

Estes partos implicam riscos como a procidência do cordão umbilical, a asfixia fetal, o emaranhamento do feto e o emaranhamento do cordão umbilical. Um parto vaginal é possível se o primeiro feto estiver em apresentação cefálica. A monitorização da FCF de cada gémeo é obrigatória durante todo o trabalho de parto, tal como a CE. Os ocitócicos podem ser utilizados para regular a CE. A dilatação cervical deve ser tão rápida nas fases latente e ativa como numa gravidez única. A expulsão do primeiro gémeo é idêntica à de um feto único. O parto do segundo gémeo requer um trabalho de parto dirigido. Imediatamente após o nascimento do primeiro gémeo, a perfusão de Syntocinon deve ser interrompida para verificar a apresentação do segundo gémeo.

Existem várias possibilidades:

- O segundo gémeo está em apresentação cefálica e espera-se que a UC seja retomada. Se o nascimento for lento, a infusão de Syntocinon é retomada e, em seguida, é efectuada uma RAM do segundo saco com cuidado para evitar a laterocidência ou a procidência do cordão. A expulsão é então efectuada rapidamente.

- O segundo gémeo está em apresentação pélvica, e a infusão de Syntocinon deve ser sistematicamente repetida para obter uma boa dinâmica uterina. A RAM é então efectuada cuidadosamente.

Outras apresentações do segundo gémeo requerem manobras especializadas e não uma infusão de Syntocinon. [10, 22, 17].

CAPÍTULO II

METODOLOGIA

II.1. TIPO

Realizámos um estudo descritivo e retrospetivo nos Hospitais Gerais de Referência da cidade de Kisangani e no CUKIS, no período de 1 de janeiro de 2011 a 31 de dezembro de 2012.

II.2. DESCRIÇÃO DO AMBIENTE

Realizámos a nossa investigação na cidade de Kisangani, capital da província de Orientale (atualmente província de Tshopo), na República Democrática do Congo.

A cidade é composta por seis municípios, incluindo :

- O município de Kabondo
- O município de Kisangani
- O município do Lubunga
- O município de Makiso
- A comuna de Mangobo
- O município de Tshopo

Para realizar o nosso estudo, visitámos todos os HGR e os CUKIS e recolhemos dados de :

- HGR KABONDO
- HGR LUBUNGA
- HGR MAKISO
- HGR MANGOBO
- HGR TSHOPO

- O CUKIS

Cada um destes hospitais tem quatro departamentos básicos: Cirurgia, Ginecologia e Obstetrícia, Medicina Interna e Pediatria. O departamento de ginecologia e obstetrícia foi o alvo da recolha de dados neste estudo.

II.3. POPULAÇÃO DO ESTUDO

A população do estudo consistiu em 4.785 participantes que foram admitidos na enfermaria de parto nos seis HGRs e nos CUKISs.

II.4. AMOSTRA

A nossa amostra foi constituída por todas as parturientes em que foi efectuada uma infusão de ocitocina para facilitar o parto nas seis maternidades, ou seja, 157 parturientes (3,28%).

II.5. CRITÉRIOS DE INCLUSÃO

- Todas as parturientes acompanhadas na sala de partos dos hospitais e clínicas universitárias de Kisangani recebem uma infusão de oxitocina;
- Ter um ficheiro que contenha as informações de que necessitamos para o nosso estudo;
- Ter recebido uma infusão de ocitocina durante o parto.

II.6. PARÂMETROS A ANALISAR

Para cada parturiente, os parâmetros foram analisados:

- Identidade dos parturientes ;
- Caraterísticas sócio-demográficas ;
- Fórmula obstétrica; complicações maternas e fetais.

II.7. TÉCNICA DE RECOLHA DE DADOS

Para atingir os nossos objectivos, optámos pela técnica de análise documental baseada na utilização dos registos de internamento e dos registos das parturientes admitidas para o parto durante o período do nosso estudo através do preenchimento do protocolo de inquérito.

II.8. PROCEDIMENTO DE INQUÉRITO/PLANO DE RECOLHA DE DADOS

Para facilitar a recolha de dados, começámos por nos deslocar ao Serviço de Ginecologia e Obstetrícia para fazer a contagem de todos os casos admitidos para parto durante o período do estudo e, em seguida, listámos todos os casos de parto no registo (e especialmente todos os casos de parto por infusão de ocitocina). Por fim, dirigimo-nos ao serviço de arquivo para procurar os processos das mulheres listadas, nomeadamente as que tinham dado à luz por infusão de ocitocina.

II.9. ANÁLISE DE DADOS

Para a análise estatística dos nossos resultados, tendo em conta a sua natureza, utilizámos o cálculo da percentagem para a contagem de acordo com a seguinte fórmula: %= ni Nx 100

Ou: %: percentagem N: efectivos totais ni: efectivos parciais

Para determinar a idade média das nossas fêmeas em gestação, utilizámos a seguinte fórmula: A= X+Y2

ou: A: Idade média

X: Idade do extremo mais baixo Y: Idade do extremo mais alto

II.10. TRATAMENTO DE DADOS

Os nossos dados foram introduzidos e processados utilizando o software Excel 2010.

II.11. DEFINIÇÃO DE CERTAS VARIÁVEIS UTILIZADAS

- Primípara: mulher que já deu à luz uma vez
- Multiparto: mulher que já deu à luz 2 a 5 vezes

- Grande multípara: uma mulher que deu à luz 6 ou mais bebés.

II.12. DIFICULDADE ENCONTRADA

A recolha dos dados não foi fácil:

- A ausência de certos dados nos ficheiros dos doentes;
- A irregularidade dos serviços de arquivo ;
- Discrepâncias entre registos e fichas, ou seja, existem vários casos no registo de doentes mas não existem fichas;
- Registos de pacientes que não são actualizados...

CAPÍTULO III

APRESENTAÇÃO E ANÁLISE DOS RESULTADOS

III.1. frequência

O quadro: 1. ACUMULAÇÃO DE FREQUÊNCIAS POR PERFUSÃO DE OCITOCINA

Parturiente	EFECTIVOS TOTAIS	%
Administrado por infusão de oxitocina. Parto sem infusão de ocitocina	157 4628	3,28 96,71
Total	4785	100

Durante o período do nosso estudo, foram contabilizados 157 casos de grávidas que beneficiaram de uma infusão de ocitocina durante o parto, num total de 4785 casos de parturientes que se deslocaram às várias maternidades da cidade para dar à luz, ou seja, uma frequência de 3,28%, como se pode ver no quadro acima.

III.2. CARACTERÍSTICAS SÓCIO-DEMOGRÁFICAS

a) A idade das mulheres que dão à luz

Quadro 2: DISTRIBUIÇÃO POR IDADE DOS PARCEIROS QUE RECEBERAM PERFUSÃO DE OCICINA DURANTE O PARTO EM KISANGANI

IDADE	EFECTIVOS TOTAIS	CASO DE PERFUSÃO	%
< 20 anos de idade 20-24 anos de idade 25-29 anos 30-34 anos ≥ 35 anos de idade	417 1830 1725 608 205	30 45 40 21 21	19,13 28,66 25,47 13,37 13,37
Total	4785	157	100

Esta tabela mostra que a maioria das parturientes que deram à luz com infusão de ocitocina tinha entre 20 e 24 anos (28,66%) e 25 e 29 anos (25,47%).

b) A comunidade residencial para mulheres que estão a dar à luz

Quadro 3: REPARTIÇÃO POR LOCAL DE ORIGEM DAS CRIANÇAS GRÁVIDAS QUE RECEBERAM PERFUSÃO DE OXITOCINA DURANTE O NASCIMENTO DA CRIANÇA EM KISANGANI

LOCAL DE PROVENIÊNCIA	N	F	%
C. MAKISO	852	24	15,28
C. MANGOBO	1008	35	22,29
C. KABONDO	1200	54	34,39
C. TSHOPO	497	17	10,82
C. LUBUNGA	200	4	2,54
C. KISANGANI	932	16	10,86
FORA DE KISANGANI	96	6	3,82
Total	4785	157	100

O quadro mostra o seguinte A maioria dos nossos inquiridos provém da comuna de KABONDO com 34,39% ou 35 casos, seguida da comuna de MANGOBO com 22,29% ou 35 casos. A comuna de LUBUNGA foi a menos representada com 2,54% ou 4 casos.

c) Estado civil das novas mães

Quadro 4: DISTRIBUIÇÃO DE ACORDO COM O ESTADO CIVIL DAS PARTURAS QUE RECEBERAM PERFUSÃO DE OCITOCINA DURANTE O PARTO EM KISANGANI

ESTADO CIVIL	N	F	%
MARIEE	4572	149	94,90
CELIBATÓRIO	231	8	5,10
Total	4785	157	100

Esta tabela mostra que 94,90% ou 149 mulheres grávidas eram casadas.

d) A profissão de assistente de parto

Quadro 5: REPARTIÇÃO POR PROFISSÃO DAS PARTORAS QUE RECEBERAM PERFUSÃO DE OCITOCINA DURANTE O PARTO EM KISANGANI

PROFISSÃO	N	F	%
ESTUDANTE/EMPR	122	34	21,65
EGADA	4183	83	52,86
DOMÉSTICA	107	10	6,40
FUNCIONÁRIO	315	20	12,73
PÚBLICO	15	1	0,63
COMERCIANTE	43	9	5,73
ARTISTA			
COSTUREIRA			
Total	4785	157	100

A tabela mostra que a maioria das nossas mães são donas de casa (83 casos, ou 52,86%), seguidas de estudantes (34 casos, ou 21,65%).

e) Paridade no parto

Quadro 6: REPARTIÇÃO POR PARIDADE DAS PARTURAS QUE RECEBERAM PERFUSÃO DE OCITOCINA DURANTE O PARTO EM KISANGANI

PARIDADE	N	F	%
PRIMÍPARAS	2404	69	43,94
MULTÍPARAS	2280	77	43,06
MULTÍPARAS GRANDES	101	11	7,00
Total	4785	157	100

O quadro mostra que as vacas primíparas e multíparas têm quase a mesma frequência, com 43,94% para as primíparas e 43,06% para as multíparas.

III.3. Indicações para a infusão de ocitocina

Quadro 7: REPARTIÇÃO DA PERFUSÃO DA OCITOCINA DURANTE A ENTREGA, POR INDICAÇÃO

INDICAÇÃO	F	%
HIPOCINESIA MIU	67	42,64
RPM PROLOGE	46	29,29
GRAVIDEZ	19	12,10
GEMELLAR	9	5,73
GRAVIDEZ SFC	7	4,52
OUTROS	5	3,18
	4	2,54
Total	157	100

Em termos de indicações, a tabela mostra que a hipocinesia tem uma frequência mais elevada do que as outras indicações, com 42,64%, seguida da MIU com 29,29%. As outras indicações registam 2,54%.

III.4. Complicações registadas

Quadro 8: DISTRIBUIÇÃO DE ACORDO COM AS COMPLICAÇÕES REGISTADAS DURANTE O PARTO EM PARCEIROS QUE BENEFICIARAM DA PERFUSÃO DE OCITOCINA EM KISANGANI

Complicações	F	%
Falha	6	3,82
Laceração perineal	9	5,73
Hipertonia	5	3,18
Hipercinesia ARCF	2	1,27
Sem complicações	3	1,93
	132	84,07
Total	157	100

ARCF: anomalias do ritmo cardíaco fetal O quadro mostra o seguinte:

A maioria dos nossos inquiridos não teve complicações durante ou após a infusão de ocitocina (84,07%), 5,73% tiveram lacerações perineais e 3,82% falharam.

III.5. Estado clínico no momento em que a infusão é iniciada

III.5.a. O estado do saco de água

Quadro 9: DISTRIBUIÇÃO DE ACORDO COM O ESTADO DA BOLSA DE ÁGUA DOS PARCEIROS QUE RECEBERAM PERFUSÃO DE OCITOCINA DURANTE O PARTO EM KISANGANI

BOLSA DE ÁGUA	F	%
NÃO ROMPIDO ROMPUE	92 65	58,59 41,41
Total	157	100

A tabela mostra que 92 parturientes (58,59%) ainda tinham as bolsas de água intactas quando chegaram ao hospital e 65 gestantes (41,41%) chegaram com as bolsas de água já rompidas.

III.5.b. A qualidade das contracções uterinas

Quadro 10: REPARTIÇÃO POR CARACTERÍSTICAS DA CONTRACÇÃO UTERINA DAS PARCEIRAS QUE RECEBERAM UMA PERFUSÃO DE OCITOCINA DURANTE O PARTO EM KISANGANI

CONTRACÇÕES UTERÍNEOS	F	%
AUSENTE FRACO FORTES	41 71 44	26,11 45,22 28,67
Total	157	100

A tabela mostra que 45,22% das nossas inquiridas (71 casos) tinham contracções uterinas fracas na admissão, 28,67% (44 casos) tinham contracções fortes e 26,11% (41 casos) não tinham contracções uterinas.

III.5.c. O grau de dilatação cervical

Quadro 11: REPARTIÇÃO POR ESTADO DE DILATAÇÃO DA COLUNA NA ADMISSÃO DE PARCEIROS QUE RECEBERAM PERFUSÃO DE OCITOCINA DURANTE O PARTO EM KISANNGANI

DILATAÇÃO	F	%
0 1-2 3-4 ≥ 5	0 22 40 95	0 14,03 25,47 60,50
Total	157	100

A partir desta tabela, fazemos as seguintes observações: 60,50% dos nossos inquiridos, ou seja, 65 casos, tinham uma dilatação cervical superior a 5 cm, seguidos de 25,47%, ou seja, 40 casos, com uma dilatação entre 3-4 cm e, finalmente, 14,03%, ou seja, 22 casos com uma dilatação entre 1-2 cm.

III.5.d. estado de apagamento do colo do útero

Quadro 12: REPARTIÇÃO DE ACORDO COM O ESTADO DA EFECÇÃO DA COLUNA DOS PARCEIROS QUE RECEBERAM A PERFUSÃO DA OCITOCINA DURANTE O PARTO EM KISANGANI

EFICÁCIA	F	%
0-30 40-50 60-70 ≥80	24 49 27 57	15,28 31,21 17,19 36,32
Total	157	100

Esta tabela mostra que 36,32%, ou seja, 57 parturientes, tinham um derrame cervical superior a 80% na admissão, seguido de 31,21%, ou seja, 49 casos com um derrame entre 40-50%, e 15,28%, ou seja, 24 casos com um derrame entre 0 30%.

III.5.e. Estatuto do BCF

Quadro XII: REPARTIÇÃO POR FETO BCF DOS PARCEIROS QUE RECEBERAM PRFUSÃO DE OCITOCINA DURANTE O PARTO EM KISANGANI

BCF	F	%
ABSENTE ≤120 120-160 ≥160	18 1 136 2	11,46 0,63 86,62 1,29
Total	157	100

A partir desta tabela, podemos ver que 86,62% dos fetos tinham BCFs presentes e entre 120-160 bpm, 11,46% com BCFs ausentes, 0,63% com BCFs abaixo de 120 bpm e 1,29% com BCFs acima de 160 bpm.

III.6. DISCUSSÃO E COMENTÁRIOS SOBRE OS RESULTADOS DA FREQUÊNCIA:

PIERRE BUEKENS, no seu estudo sobre a sobremedicação dos cuidados de maternidade nos países em desenvolvimento, estudou a frequência de três parâmetros: a cesariana, a episiotomia e a utilização de ocitocina.No que diz respeito a este último, encontrou frequências elevadas de utilização de ocitocina durante os períodos de efacção, dilatação e expulsão em África, por vezes com taxas superiores a 20%, como em Saint Louis (Senegal) 32,9% e Bamako (Mali26%. Por conseguinte, dizemos que as intervenções obstétricas devem basear-se em provas, e que as intervenções que são eficazes apenas para determinadas condições. No entanto, não é claro que exista uma epidemia global deste tipo, porque os estudos centraram-se geralmente num país ou numa região [18].

IDADE :

A média de idade foi de 27,5 anos, com extremos que variaram de 14 a 4 anos. No nosso estudo, verificámos que 28,66% ou 45 parturientes tinham idades compreendidas entre os 20 e os 24 anos, seguidas de 25,47% ou 43 parturientes com idades compreendidas entre os 25 e os 29 anos. A mesma observação foi também feita por FOUDJET KOWA, que constatou no seu estudo que as mulheres grávidas na faixa etária dos 18 aos 34 anos tinham uma frequência de 81,7% com uma idade média de 27,62 anos. MAMADOU MOUSSA N'DIAYE encontrou uma frequência de 60,4% para quase os mesmos grupos etários. Esta alta representatividade também foi encontrada no estudo de DHENYO ZABA, e concordamos com eles que esta faixa etária corresponde ao período de plena atividade genital e não à faixa etária em que há um maior risco de necessitar de uma infusão de ocitocina para o parto [7, 13, 5].

ESTADO CIVIL :

Verificámos que 94,909% ou 149 mulheres grávidas eram casadas. A mesma constatação foi feita por DHENYO no seu estudo e verificou que 68,7% dos seus inquiridos eram casados; e MAMADOU MOUSSA NDIAYE também fez a mesma constatação. Dizemos que as mulheres casadas são mais afectadas por esta condição obstétrica porque representaram a maior proporção no nosso estudo. No nosso estudo, verificámos que a maioria das parturientes eram donas de casa com 83 casos (52,86%), seguidas de estudantes com 34 casos (21,65%). A mesma observação foi feita por DHENYO no seu estudo com uma frequência de 37,7% e MAMADOU também fez a mesma observação com uma frequência de 64,2%. Também concordamos com MAMADOU que nenhuma destas funções parece ser um fator determinante na necessidade de infusão de ocitocina durante o parto [5, 13].

PARIDADE :

Verificámos que as vacas primíparas e multíparas têm quase a mesma frequência, com 43,94% para as primíparas e 43,06% para as multíparas. As vacas multíparas de grande porte terminaram com 7,00%. MYLENE COLMANT no seu estudo sobre o trabalho de parto dirigido por syntocinon em 2010 encontrou 59% de primíparas e 41% de multíparas e SANS-Caroline encontrou 49,5% de primíparas e 50,5% de multíparas. Essa discrepância pode confirmar a hipótese de que o fluxo ou o uso de ocitocina não parece ser influenciado pela idade materna, idade gestacional, IMC ou ganho de peso da gestação, assim como não há diferença entre a duração do trabalho de parto em primíparas e multíparas na presença de infusão de ocitocina, como encontrado por MYLENE [17].

INDICAÇÕES :

Em termos de indicações, verificámos que as hipocinesias tiveram uma frequência superior às outras indicações com 42,64%, seguidas do MIU com 29,29% e do RPM com 12,10%. No estudo efectuado por JULIA BLANCHOT, esta verificou que o termo tardio ficou em primeiro lugar com 32,6%, seguido da DUM com 22,5%, enquanto que para CHIESA MOUTANDOU MBOUMBA S. a DUM ficou em primeiro lugar com 47%, seguida da hipertensão durante a gravidez com 31,9% e da IU com 9,7%; KANGUDIA M. E COL verificaram que a DUM ficou em primeiro lugar com 32,6%, seguida da IU com 22,5%. A disgravidia e a pós-maturidade tiveram 72% e as outras indicações apenas 28%. Apesar destas diferenças de resultados, pensamos que se podem justificar pela época e pelos diferentes ambientes de estudo, sendo que no nosso estudo, afirmamos que as hipocinesias são devidas a fibromiomas uterinos, diagnosticados ou não, dado que esta patologia é frequente na raça negra e em mulheres com idades compreendidas entre os 35-50 anos segundo Labama L, e acima dos 30 anos segundo Pierre et Marie Curie; Para o EIM, pensamos que com a depravação da moral no nosso meio, a prevalência de transmissão de infecções (sífilis, etc.) é frequente e poderá ser a causa.Finalmente, acreditamos também que a idade materna avançada, a multiparidade e as condições socioeconómicas desfavoráveis podem explicar a PMR [10, 4, 11,12 ,18].

COMPLICAÇÕES :

Durante o nosso estudo, verificámos que a maioria dos nossos inquiridos não apresentou complicações durante ou após a infusão de ocitocina, ou seja, 84,07% e 5,73%, respetivamente. 3,82% falharam a infusão de ocitocina; 3,18% hipertonia; 1,27% hipercinesia e 1,91% anomalias do ritmo cardíaco fetal. A maioria das nossas inquiridas deu à luz sem complicações, o que pode ser explicado, em primeiro lugar, pelo facto de as parturientes terem chegado ao hospital com um score de Bishop favorável e, em segundo lugar, pelo esforço do pessoal de enfermagem em cuidar das pacientes, apesar de as condições de trabalho e as instalações técnicas nos nossos ambientes serem deploráveis. No seu estudo, JULIA constatou que 25,3% das pacientes submetidas a uma indução artificial do parto por razões médicas foram submetidas a uma cesariana, sendo 5,6% por estagnação da dilatação ou falha, 64,4% por anomalia fetal (anomalias da frequência cardíaca fetal), 1 caso de procidência do cordão umbilical e 1 caso de apresentação frontal. PIERRE BWENKENS salienta no seu estudo que a administração de uma dose excessiva de oxitocina pode provocar uma hiperestimulação (que pode mesmo conduzir a uma rutura espontânea das membranas) e mesmo uma hipertonia uterina. A mesma dose excessiva de ocitocina é também incriminada na génese das anomalias da frequência cardíaca fetal por JULIA, e nós também nos juntamos a eles para justificar estas complicações no nosso trabalho, uma vez que as mesmas causas produzem os mesmos efeitos. Os insucessos, como já referimos, podem ser justificados pela utilização da infusão de ocitocina num colo uterino em condições desfavoráveis, ou seja, um score BISHOP inferior a 5. O risco é provavelmente maior em países em desenvolvimento como o nosso, onde o produto é frequentemente administrado sem uma bomba que controle a velocidade da infusão intravenosa. MYLENE apoia o facto de o estado do períneo depender da velocidade de perfusão, uma vez que uma velocidade de perfusão elevada é responsável por uma laceração significativa do períneo. Estudos da África Ocidental e do NEPAL sugerem um risco mais elevado de sofrimento fetal e morbilidade neonatal associado à utilização de ocitocina durante o trabalho de parto [18, 17, 10].

DILATAÇÃO E APAGAMENTO :

A dilatação e o apagamento são os poucos elementos que nos podem permitir atingir o score de BISHOP, embora estes dois parâmetros não nos permitam atingir este score; mas podemos ter uma ideia do que poderá ser o score em determinadas parturientes. No nosso estudo, 14,3% das parturientes apresentavam dilatação entre 1-2 cm e 15,28% com efacement entre 0-30%. De acordo com Berland M., embora a duração da dilatação cervical durante o trabalho de parto dependa de muitos factores: idade gestacional, paridade, postura da parturiente, estado das membranas, altura e orientação da apresentação, estas são essencialmente caraterísticas físicas do colo do útero, especialmente na primeira fase do trabalho de parto (2 a.). Perante os nossos resultados, podemos afirmar que algumas grávidas poderão ter tido um score de Bishop desfavorável, o que poderá explicar os insucessos que registámos no nosso estudo, tal como sustentado por vários autores (FOUDJET, HAS, LABAMA L...) [7, 8,12,].

CONCLUSÃO E RECOMENDAÇÕES

No final do nosso estudo retrospetivo sobre o parto por infusão de ocitocina em Kisangani, de janeiro de 2011 a 31 de dezembro de 2012, cujos objectivos eram determinar o perfil das mulheres grávidas que tinham beneficiado da infusão de ocitocina durante o trabalho de parto e identificar os acidentes causados por este método de indução ou manutenção do trabalho de parto, Apesar das limitações do nosso estudo e das dificuldades encontradas, o nosso trabalho mostrou que os nossos resultados são consistentes com estudos realizados por outros investigadores. O nosso estudo mostra que 3,28% dos partos em Kisangani são efectuados por infusão de ocitocina.

Podemos, portanto, assumir que :

- A média de idade das gestantes que se beneficiaram da infusão de ocitocina foi de 27,5 anos, com extremos de idade variando de 14 a 41 anos, sendo que as parturientes com idade entre 20 e 24 anos foram mais numerosas que as demais, com uma frequência de 28,66%.
- A maioria das nossas inquiridas vivia na comuna de KABONDO (34,39%), eram casadas (94,90%), donas de casa (52,86%), primíparas e multíparas respetivamente com 43,94% e 43,06% e tinham contracções uterinas fracas (45,94%).
- No nosso meio, a hipocinesia é a indicação mais frequente para a infusão de ocitocina (42,64%), com mais de metade dos nossos inquiridos a conseguirem uma dilatação superior ou igual a 5 cm (60,50%) e um apagamento superior a 80% (36,32%).
- Estes partos foram sem complicações em 84,07% dos casos, com 5,73% de lacerações perineais, 3,82% de falhas e 3,18% de hipertonia.
- As hipocinesias foram mais frequentes do que as outras indicações, com 42,64%, seguidas da MIU com 29,29% e da RPM com 12,10%.

- As mulheres primíparas e multíparas têm quase a mesma frequência, com 43,94% para as primíparas e 43,06% para as multíparas.
- 94,909% ou 149 mulheres grávidas eram casadas.

RECOMENDAÇÕES

➢ ÀS AUTORIDADES POLÍTICAS E ADMINISTRATIVAS

Equipar os hospitais com equipamento essencial para um melhor tratamento dos doentes, por exemplo, no nosso caso: monitorização, bomba volumétrica para infusão de oxitocina.

➢ AO PESSOAL DE CUIDADOS

Ponderar sempre as vantagens e desvantagens da infusão de ocitocina antes de a aplicar; controlar sempre esta infusão (débito) após a sua colocação e controlar igualmente todos os elementos do partograma para evitar qualquer complicação de origem.

➢ A INVESTIGADORES

Não pretendemos ter dito ou feito tudo, e é por isso que pedimos a outros investigadores que continuem a sua investigação neste domínio, onde não cobrimos todos os aspectos.

BIBLIOGRAFIA

1. ANÓNIMO,O CUIDADO LIGADO A UMA CRIANÇA NORMAL:Guia de orientação. Relatório do grupo de borking group.64P

2. BERLAND, M., Physiologie du déclenchement spontané du travail in collection tsunami, 2006, 205-21 1p.

3. BERNARD ET GENEVIEVE P., Dictionnaire médical pour les régions tropicales, Saint Paul, Kinshasa, 2002.

4. CHIESA MOUTANDOU-MBOUMBA S.,MOUNANGA M.,MAYI DECLENCHEMENT ARTIFICIEL DU TRAVAIL PAR LE INTRAVAGINAL MISOPROSTOL. Etude prospective au GABON chez 97 patientes de janvier 1997 à juin 1998, Médecine d'Afrique Noire : 1999, 46(12), PP 557.

5. DHENYO ZABA,B., Profil et prise en charge des gestantes porteuses de grossesse prolongée aux CUKIS, UNIKIS, D4 Kisangani, 2011 , não publicado

6. FATTORUSSO, V., RITTER, 0., oxitocina em: VADEMECUM CLINIQUE du diagnostic au traitement, 17ª edição, I1I MASSON.

7. FOUDIET KOWA,R., L'utilisation du misoprostol dans la prise en charge des grossesses arrêtées dans le service de Gynécologie Obstétrique de l'hôpital GABRIEL TOURE à propos de 60 cas, université de BAMAKO, thèse de doctorat, BAMKO, 2005, 11 1p.(inédit).

8 HAUTE AUTORITE DE SANTE, Recommandation professionnelles Déclenchement artificiel du travail à partir de 37 semaines d'aménorrhée, França, 2008,2 1P.

9. JEAN-PATRICK, S. (eds), délivrance dirigée. Mécanique et Technique Obstétricales B., 3ª edição, 1994, pg607

10. JULIA BLANCHOT, Indução artificial do trabalho de parto a termo em Port-Royal: Avaliação das práticas profissionais entre 1999 e 2009 à luz das

recomendações da HAS de 2008, Dissertação, Universidade Paris Descartes, Paris, 2011,71P. (Não publicado).

11. KANGUDIA, M. et AL. Indução do parto em ambientes pouco equipados, Congo Médical, n.º 15, 2004, pp 2325.

12. LABAMA LOKWA, B., Obstétrique du praticien, Presses de l'université de Kisangani, Kisangani, 2005.

13. MAMADOU MOUSSA NDIAYE, La mort fœtale in utéro à la maternité RENEE CISSE DHAMDALLAYE : Aspect clinique, épidémiologique et prise en charge, université de BAMAKO, thèse de doctorat, BAMAKO, 2003,95P. (Unédit).

14. MANGA, P., Obstetrícia, Universidade de Kindu, 1.º curso de doutoramento, Kindu, 2010, (não publicado).

15. MARINI djang'einga, R., Pharmacologie spéciale, universidade de Kisangani, cours de 1èdoctorat, Kisangani, 392P. (Não publicado).

16. MERGER, R., LEVY,). e MELCHIOR, J. Terapêuticas médicas no decurso do trabalho. In: précis d'obstétrique, 6ª edição, Masson, 1995, pg478.

17. Mylène COLMANT, SYNTOCINON®-LED WORK:
Avaliação efectuada na maternidade de Bar-le-DuUC, Universidade Henri-Poincare, Nancy I, dissertação, Nancy, 2010
,90OP.(não publicado).

18. PIERRE BUEKENS, La sur médication des soins aux mères dans les pays en développement, estudos em HSOEP, Universidade da Carolina do Norte em Chapel Hill, EUA, 2001, 13P. (Não publicado).

19. PIERRE e MARIE CURIE: Ginecologia, Universidade de Paris VI, 2003, conferência inédita.

20. SANS-CAROLINEAMNIOTOMY DURING LABOUR SPONTANE :

Etude descriptive rétrospective à I'hôpital couple enfant du CHU de Grenoble, université JOSEPH FOURIER, dissertation, grenoble, 2012, 38p.Inédito).

21. WEIN, P., Efficacy of different startingdoses of oxytocin for induction oflabor. ObstetGynecol, 1989; 74:863 - 868, in coleção tsunami, 2006, pp 205-211.

WEBOGRAFIA

22. www.Bébépassion.com/accouchement/déctenchement12/11/ 2012 às 22h00

23. www.medical78.com/mat trigger.htm12/11/2012 às 22:00

24. www.gyneweb.fr/sources/Obstétrique/Concessus.htm15/11/ 2012às 22h

25. www.pro.gyneweb.f15/11/2012

26. URL:http.www.guineegresse.info/index.php?id=14,10399,0,0, 1.0 14 /11/2012 às 20h.

27. www.expobiologie.free.fr/ocytocne.htm 14/11/2012 às 22:00

28. http://blog.doctissimo.fr/info[...]e/artigos/16/11/2012 às 20:00

29. http://www.unilim.fr/gynov/perinat/publc/infogrossesse/acc ouchement.htm12/12/201 at 5 pm

30. http://www.jsieurope.org/safem/cgi-bin/library.fcgi?e=p- 0safem--00-1-0-01040-1l--1fr-5000---50-topic---01131-0011*07M!lIkffffffff00000000478f8d1e-0utfZz-8-0-0 a=d&jn=s2961f10/01/2013 at 7pm

ÍNDICE DE CONTEÚDOS

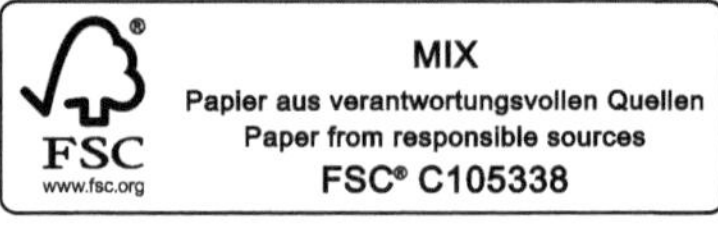

Printed by Books on Demand GmbH, Norderstedt / Germany